ESSAI

SUR LES

EAUX MINÉRALES

PHOSPHATÉES-FERRUGINEUSES,

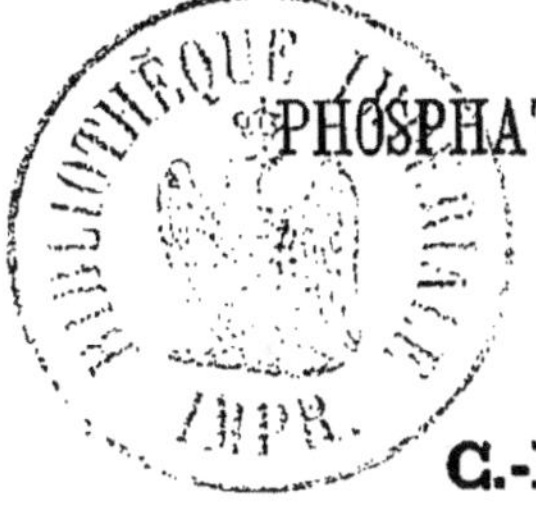

PAR

C.-L. SANDRAS,

DOCTEUR EN MÉDECINE DE LA FACULTÉ DE PARIS,

Professeur libre de pathologie spéciale (maladies nerveuses),

MÉDECIN DES SOCIÉTÉS DE SECOURS MUTUELS

Des Enfants de Sion, — de l'Union, — de l'Union parfaite, — des Amis fidèles,
des Patrons et Ouvriers Lunettiers, — de Saint-Nicolas-des-Champs,
de Saint-André, — de Saint-Hugues, etc.,
Ancien Interne lauréat des hôpitaux et de l'Ecole de Médecine de Tours (Médaille d or),
Médaille d'argent du Gouvernement (Choléra),
Membre de la Société des Médecins de la Seine,
Ancien Secrétaire de la Société médicale du Panthéon,
Membre correspondant des Sociétés médicales de Poitiers, — de Caen, — de Nîmes,
d'Angers, — de Rouen, — de Besançon,
de la Société impériale de Médecine de Marseille, etc.,
de la Société d'Agriculture, Sciences et Arts de Poligny.

PARIS,

ADRIEN DELAHAYE, LIBRAIRE-ÉDITEUR,
Place de l'Ecole-de-Médecine.

1866.

BESANÇON, IMPRIMERIE DE J. JACQUIN.

ESSAI

SUR LES

EAUX MINÉRALES PHOSPHATÉES-FERRUGINEUSES.

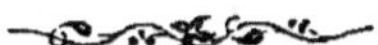

Dans un travail très sérieux, trop sérieux peut-être, je disais, il y a quelques années : Je ne serais pas étonné de voir bientôt attribuer avec raison au phosphore l'action curative des eaux minérales, que nous sommes trop heureux pour l'instant de pouvoir attribuer, sans trop savoir pourquoi, à des traces presque imaginaires d'iode ou d'arsenic. Nous ne voyons figurer ni l'iode ni l'arsenic au sein de nos organes et de nos tissus, mais nous y voyons figurer le phosphore en quantité bien considérable : d'abord dans le lait et le sang, qui servent à former tous nos organes, ensuite dans nos principaux organes eux-mêmes ; les os, les dents, le système nerveux, la chair musculaire, le sperme, l'ovule ; enfin dans tous les liquides de la digestion, salive, bile, suc gastrique, suc pancréatique, suc intestinal. Sans phosphore, la reproduction des animaux et des végétaux est impossible ; sans phosphore, la vie ne saurait subsister à la surface de la terre.

Remarquable entre tous les corps simples par sa merveilleuse propriété de produire spontanément la lumière et la chaleur, le phosphore est non-seulement indispensable à l'entretien et à la production de la vie, mais encore il semble en quelque sorte présider au développement de l'intelligence humaine ; car sans phosphore, point de substance cérébrale, et sans substance cérébrale, point d'intelligence.

Dans le travail auquel je faisais allusion en commençant ce mémoire, j'ai démontré non-seulement que le phosphore faisait partie intégrante de tous les liquides et de tous les solides de l'organisme, mais encore que, dès qu'une cause venait à faire sortir de notre organisme une trop grande quantité de phosphates dans un temps déterminé, il y avait épuisement corporel et épuisement intellectuel.

A la suite du choléra et du typhus, les malades sont très longtemps avant de pouvoir se rétablir, parce que, dans ces maladies, la quantité de phosphate ammoniaco-magnésien qui se trouve dans les excréments est beaucoup plus considérable que dans l'état normal. Voilà pourquoi je préfère la décoction blanche de Sydenham au sous-nitrate de bismuth, qui n'agit que comme le ferait de la terre dans le traitement de la diarrhée.

Les évacuations spermatiques produites par les excès vénériens, la masturbation et les pertes séminales, n'exercent une action si épuisante et si énervante que parce que le sperme contient une énorme quantité de phosphate.

Le rachitisme, l'ostéomalacie, la carie, sont dus en grande partie, soit à une déperdition exagérée de phosphates, soit à une alimentation insuffisante en phosphates. Enfin certaines paralysies, et la plupart des états morbides dans lesquels le nombre des globules rouges du sang diminue, dépendent en partie de la diminution des phosphates dans l'organisme, ou, tout au moins, coïncident avec cette diminution des phosphates.

Ainsi, M. Sée, dans ses leçons de physiologie clinique faites à l'hôpital Beaujon, et reproduites par la *Gazette des Hôpitaux* (4 mai 1865), s'exprimait ainsi : « On peut dire qu'en chiffres ronds le globule contient dix fois plus de phosphates, mais deux fois moins de chlorures que le sérum. Enfin, tandis que les matières extractives peuvent s'élever jusqu'à 8 0/0 dans la sérosité, on voit, au contraire, dans les cellules prédominer les graisses, et particulièrement les graisses phosphorées, qui présentent une si grande analogie avec celles de la substance nerveuse; peut-être celles-ci résultent-elles uniquement de l'activité des cellules. »

Rappellerai-je encore que M. Couerbe avait trouvé *moitié* moins de phosphore dans le cerveau des idiots que dans les cerveaux d'hommes ordinaires.

Aussi, après avoir constaté l'heureux effet produit dans la plupart des états morbides chroniques par l'emploi du fer uni à des sels, et particulièrement à des phosphates, j'en suis venu à me dire que les phosphates avaient une influence médicatrice bien positive, qu'ils constituaient des médicaments toniques reconstituants au même titre que le fer.

Plus tard, en comparant les effets curatifs obtenus par

les phosphates unis au fer, avec les effets curatifs obtenus par certain nombre d'eaux minérales dans des
maladies du même genre, j'en suis venu à me demander
si ces eaux minérales ne renfermeraient pas des phosphates unis au fer, soit du phosphate de fer, et je me
suis mis à faire quelques recherches.

Or, l'expérience semble justifier de tout point ce que
la théorie, fondée sur des études physiologiques, m'a-
vait fait pressentir ou deviner : c'est qu'un très grand
nombre d'eaux minérales ferrugineuses sont en même
temps phosphatées. Nous disions, en 1862, que les effets
favorables obtenus par l'emploi de certaines eaux minérales, et surtout des eaux minérales ferrugineuses,
n'étaient pas contestables, mais qu'ils pourraient bien
devoir être attribués avec autant de raison au phosphore
qu'au fer; qu'au lieu de s'évertuer à chercher quand
même de l'arsenic et de l'iode dans des eaux minérales
qui n'en renferment pas, il serait peut-être plus conve-
nable de rechercher la présence du phosphore, qui est
indispensable à notre organisme, et dont l'action comme
médicament n'est certainement pas moindre que celle
de l'iode ou des iodures.

Je ne prétends pas expliquer l'action curative de
toutes les eaux minérales par la présence du phosphore
seul ou associé au fer, mais je suis persuadé que ce
corps joue dans la thérapeutique hydrologique un rôle
plus important qu'on ne le croit en général. Du reste, il
faut convenir que l'étude scientifique des eaux minérales
est toute récente et qu'elle laisse encore beaucoup à dé-

sirer ; que, particulièrement au point de vue qui nous occupe en ce moment, il y a beaucoup à faire.

Nous ferons également observer qu'avant la publication de notre travail sur le rôle des phosphates dans l'organisme, les composés phosphorés étaient à peine employés dans la thérapeutique, ou que, du moins, s'ils l'étaient, on ne paraissait pas avoir remarqué l'influence du phosphore qui entrait dans leur composition. Je citerai comme exemple l'huile de foie de morue, qui ne contient en général que des traces impondérables d'iode, mais qui, par contre, renferme par litre environ 30 centigrammes de phosphore par 1,000 gr. d'huile.

Cependant, à l'heure qu'il est, les préparations phosphorées ou phosphatées commencent à être connues et appréciées.

L'agriculture emploie des quantités énormes de phosphate de chaux comme un des meilleurs engrais, et la médecine a recours aux préparations phosphorées les plus variées pour combattre un certain nombre d'affections, et surtout de maladies chroniques, contre lesquelles les eaux minérales sont aussi employées avec un succès à peu près égal. Les uns préfèrent les phosphates de chaux, de soude et de fer, les autres les hypophosphites de soude, de chaux, de manganèse, de quinine et de fer. Ceux-ci sont pour les pyrophosphates, ceux-là pour les phospholéates ; d'autres recherchent les préparations où le phosphore est en quelque sorte animalisé par son union avec la matière organique, comme dans les os râpés, les extraits de viande, l'ostéine, la zéide phosphatique, la musculine, l'huile de foie de morue, ou même l'extrait de foie de morue concentré ; enfin ces poudres salino-calcaires, ces pastilles, ces dragées, ces sirops, ces vins composés dont les noms plus ou moins heureux dissimulent la composition exacte, mais qui renferment tous du phosphore ou des phosphates en quantité plus ou moins considérable, et qui, par suite, peuvent remédier avec succès à tous ces états morbides produits ou entretenus par la déperdition exagérée des phosphates de l'organisme.

Les pharmaciens eux-mêmes en sont venus à ce point, qu'ils invoquent la présence du phosphore dans les produits pharmaceutiques qu'ils préconisent.

Enfin, il n'est pas jusqu'aux eaux minérales elles-mêmes où l'on ne s'occupe de rechercher la présence des phosphates ou de l'acide phosphorique avec plus d'attention qu'on ne le faisait autrefois.

Je citerai comme exemple un fait tout récent ; car il s'agit des eaux d'Enghien, dont je viens de recevoir l'analyse, faite par M. Reveil, professeur agrégé à la Faculté de Médecine et à l'Ecole de pharmacie de Paris. Voici quelques phrases de l'extrait des *Annales de la Société d'hydrologie* relatives aux analyses des sources du lac des Roses et du Nord :

« La présence du *fer* a été constatée en prenant le résidu par l'acide azotique et au moyen du sulfocyanure de potassium ; la présence de l'acide *phosphorique* a été vérifiée au moyen du molybdate d'ammoniaque. Sous l'influence de l'ébullition, le premier réactif a donné une coloration rouge de sang très marquée, le second une coloration jaune.

» Pour nous résumer, les trois nouvelles sources d'Enghien renferment les corps suivants : fer, acide phosphorique, etc. Nous proposons de grouper ainsi ces différents corps pour un litre : phosphates, fer et manganèse, traces ; totaux des substances fixes : 0,743 = 0,765 = 0,687. »

Nous ne venons pas dire que toutes les eaux minérales renferment du phosphore, ni que toutes celles qui en contiennent le contiennent à l'état d'acide phosphorique ou de phosphate de fer, par la raison qu'il ne nous semble pas possible de dire au juste quelles combinaisons salines existent dans les eaux minérales, non plus que dans les huiles et les extraits, qui sont des médicaments très complexes ; mais nous devons constater, dès à présent, un fait irrécusable : c'est que presque toutes les eaux minérales dans lesquelles la présence du phosphore ou de l'acide phosphorique a été constatée, contiennent également du fer, et que plusieurs chimistes indiquent le fer comme s'y trouvant à l'état de phosphate de fer.

Il est possible que cette manière de considérer les combinaisons de l'acide phosphorique et du fer se généralise, comme il est possible qu'elle ne se généralise pas ; mais je pense que, s'il plaisait à un savant en renom de dire que dans les eaux minérales le phosphore et le fer se trouvent à l'état de phosphate de fer, on aurait bien de la peine à lui démontrer qu'il se trompe, si tant est que véritablement il se trompât. Pour moi, je n'ai pas la prétention d'être chimiste ; je me borne à signaler un fait qui me paraît digne de fixer l'attention de tous les médecins, et surtout des médecins qui s'occupent spécialement d'hydrologie ; c'est que beaucoup d'eaux minérales sont à la fois phosphatées et ferrugineuses, c'est-à-dire qu'elles renferment deux corps qui doivent avoir une haute valeur thérapeutique, et qui, de plus, me paraissent exercer une sorte d'action thérapeutique complémentaire, l'une par rapport à l'autre, à titre de médicament tonique reconstituant. Que si, maintenant, on venait à me dire que le *Dictionnaire des Eaux minérales* fait par MM. Durand, Fardel et Cie, ne cite encore que deux cents eaux minérales phosphatées ferrugineuses, je répondrai que cela ne prouve pas grand'chose, attendu que, d'une part, ce sont presque toutes les eaux les plus célèbres ; que, d'autre part, les analyses des autres sont, en général, moins complètes, et qu'enfin l'hydrologie est loin d'avoir dit son dernier mot.

C'est pour cela que le tableau comparatif que j'ai dressé ci-après ne présente qu'une valeur relative, et que l'on fera bien de reprendre un jour l'analyse de toutes les eaux minérales, afin de déterminer très exactement le poids du phosphore et du fer contenus dans ces eaux.

Afin de ne pas fatiguer le lecteur et de ne pas nous exposer à commettre trop d'erreurs de chiffres, nous avons dressé la liste nominative de toutes les eaux minérales indiquées comme phosphatées ferrugineuses, mais

nous n'avons inscrit sur notre tableau, avec l'indication
du poids des principes fixes des phosphates et du fer,
que les eaux dont la réputation est la plus grande.

LISTE DES EAUX MINÉRALES PHOSPHATÉES-FERRUGINEUSES.

Albrest.	Coudes.
Adelheidsquelle.	Cransac.
Adorf.	Cudova.
Aix-la-Chapelle.	Cusset.
Aix-les-Bains.	Daruvar.
Alap.	Desaigues.
Alet.	Echaillon.
Antogast.	Eilsen.
Argentières.	Elopatak.
Aspe (Saint-Christau).	Ems.
Auctoville.	Enghien.
Aulces.	Erlenbad.
Aurenson.	Euzet.
Auzon.	Evaux.
Baden.	Evian.
Baden-Baden.	Frachingen.
Bagnères-de-Bigorre.	Festel.
Bagnères-de-Luchon.	Fonurgèse.
Balaruc.	Fontaine-Bonneleau.
Barbazan.	Franzensbad.
Belleville.	Gastein.
Bejar.	Gazost.
Bilen.	Gemeaux.
Birkenfeld.	Goldenheim.
Bondonneau.	Glaise (la).
Brucknau.	Grandrif.
Brugheas.	Groswientz.
Bruzeno.	Grull.
Bude.	Hall.
Caldas de Ovidéo.	Halle.
Carlsbad.	Hamman-Mes-Koutin.
Cauterets.	Hamman-Pira.
Cèdres.	Hauterive.
Celles.	Huestrischbad.
Celtenham.	Hildgardbrunnen.
Cestanaguisalanger.	Hilbrunn.
Chamalières.	Hofgeismar.
Chabetout.	Hombourg.
Challes.	Hubertusbrunnen.
Chateldon.	Ischia.
Clermont.	Jose.
Coise.	Karlsbad.
Contrexeville.	Kissingen.

Konigsborn.
Koststruchwitz.
Kreuznach.
Kytmas.
Labauche.
Lamalou.
Landeck.
Lasbetz-Biscaye.
Lauchstadt.
Lavey.
Liebenstein.
Lippa.
Lippieck.
Loëche.
Luchon.
Luhaschowitz.
Luxeuil.
Malion.
Marienbad.
Marienfels.
Martigny.
Martinique.
Médague.
Mer (Eau de).
Moingt.
Monestier-de-Briançon.
Montbrun.
Montecatini.
Montmiral.
Nabias.
Nayrac.
Ofen.
Ostrancourt.
Paris (Belleville).
Paris (Ternes).
Petershall.
Pierrefonds.
Piestjean.
Posthny.
Plan-de-Phazy.
Plombières.
Polzin.
Ponts (les).
Pougues.
Remollan.
Rennes-les-Bains.
Rippoldsau.
Roche-Cardon (la).
Roggendorff.
Roigheim.
Rostock.

Rothenfels.
Roucas-Blanc.
Rouzat.
Royat.
Saint-Allyre.
Saint-Dizier.
Saint-Galmier.
Saint-Morritz.
Saint-Myon.
Saint-Romain-le-Puy.
Saint-Yarre.
Seidschutz.
Salerieck.
Saliès.
Saltz.
Saltzhausen.
Saltzschlerf.
Sarieg.
Saxon.
Schlangenbad.
Schwalbach.
Schwalheim.
Seltz.
Sermaize.
Sierck.
Siradan.
Sotteville.
Soultz-les-Bains.
Soultzbach (France).
Soultzbach (Allemagne).
Soultzmatt.
Satory a Rossa.
Sterneberg.
Szalathmya.
Tarasp.
Tessières-les-Boulies.
Toplitz-Schonnau.
Terrasse (la).
Thermia.
Tongres.
Vaisse.
Valdieri.
Vals.
Villeron.
Vei-sur-Cerre.
Villefranche.
Vichy.
Vittel.
Villemenfroy.
Weilbach.
Weissembourg (Suisse).

TABLEAU DES PRINCIPALES EAUX MINÉRALES PHOSPHATÉES FERRUGINEUSES,

Indiquant le poids des principes fixes des phosphates et du fer par 1,000 grammes d'eau.

NOMS.	PHOSPHATES.		FER.		Principes fixes.
Aix-la-Chapelle.	Phosphate d'alumine,	traces.	Carbonate de protoxyde de fer,	0,00955	4,10190
Aix-les-Bains.	Phosphate de chaux, d'alumine, fluorure de calcium,	0,0026	Carbonate de fer,	0,00930	0,4106
Alet.	Phosphate insoluble et soluble,	0,0800	Silice, alumine, matière organique, fer,	0,0400	0,5270
Bade.	Phosphate de chaux,	0,0028	Bicarbonate de protoxyde de fer,	0,0048	2,8768
Baden (Suisse).	Phosphate d'alumine,	0,00086	»	»	4,3514
Bagnères-de-Bigorre.	Acide phosphorique,	traces.	Oxyde de fer,	0,0008	2,5641
Bagnères-de-Luchon.	Phosphate,	traces.	Sulfure de fer,	0,0028	0,2671
Balaruc.	Acide phosphorique, alumine, manganèse,	0,0011 indiqué.	Oxyde ferrique,	0,0012	10,1695
Bondonneau.	Phosphate terreux,		Sesquioxyde de fer avec manganèse,	0,0020	0,6070
Carlsbad.	Phosphate de chaux et d'alumine,	0,00054	Carbonate de fer,	0,00362	5,45927
Cauterets.	Phosphate de chaux et de magnésie,	traces.	Protosulfure de fer,	0,00040	0,26053
Chabetout.	Phosphate d'alumine et de fer,	0,0546	Oxyde de fer, phosphate, carbonate, apocrénate,	0,0471	2,6458

NOMS.	PHOSPHATES.		FER.		Principes fixes.
Challes.	Phosphate de chaux et d'alumine,	0,0580	Sulfure de fer et de manganèse,	0,0015	0,85510
Chateldon.	Phosphate terreux, etc.,	0,1100	Bicarbonate de fer,	0,0350	0,3930
Contrexeville.	Phosphate de chaux, d'alumine, matière organique,	0,0700	Bicarbonate de fer et de manganèse,	0,0090	2,9410
Cransac.	Acide phosphorique,	indiqué.	Oxyde de fer,	indiqué.	3,75005
Cusset.	Phosphate de soude,	traces.	Bicarbonate de protoxyde de fer,	0,0400	8,9710
Desaignes.	Phosphate, lithine, oxyde de fer, etc.,	0,0650	Oxyde de fer, phosphate, etc.,	0,0650	5,2460
Ems.	Phosphate d'alumine,	0,00142	Bicarbonate de fer,	0,00311	3,59847
Enghien.	Phosphate,	traces.	Fer,	traces.	0,7430
Evaux.	Phosphate de soude,	0,0215	Bicarbonate de fer,	0,1410	1,7910
Fontaine-Bonneleau.	Phosphate, etc.,	0,0400	Crénate et apocrénate de fer,	0,0630	0,6160
Gazost.	Phosphate terreux et oxyde de fer,	0,0540	Oxyde de fer et phosphate,	0,0540	0,5757
Grandrif.	Phosphate d'alumine,	0,0100	Bicarbonate de fer et de manganèse.	0,0050	0,5870
Hall.	Phosphate de chaux,	0,0030	Carbonate ferreux,	0,0120	17,5380
Hilbrunn.	Phosphate de chaux,	traces.	Fer,	0,0094	6,0150
Hombourg.	Phosphate d'alumine,	traces.	Carbonate de fer,	0,0532	13,2709
Kissingen.	Phosphate de chaux,	0,0862	Carbonate de fer,	0,0589	9,4427
Kreuznach.	Phosphate d'alumine,	0,0110	Carbonate de protoxyde de fer,	0,0420	16,2590

NOMS.	PHOSPHATES.		FER.		Principes fixes.
Labauche.	Phosphate de chaux,	0,01026	Bicarbonate et crénate de protoxyde de fer,	0,017307	0,72230
Lamalou-le-Haut.	Phosphate d'alumine,	0,002745	Apocrénate de fer.	0,02214	1,027375
Loëche.	Phosphate d'alumine,	traces.	Carbonate de fer,	0,0103	2,0104
Luchon.	Phosphate,	traces.	Sulfure de fer,	0,0028	0,2671
Luxeuil.	Phosphate de fer, arséniate de fer,	0,0270	Phosphate et arséniate de fer,	0,0270	0,4440
Marienbad.	Phosphate d'alumine et de chaux,	0,0095	Oxyde de fer,	0,0453	8,6530
Marienfels.	Phosphate de potasse,	0,0010	Carbonate de fer,	0,1140	11,2840
Mer (Eau de).	Phosphate de magnésie,	traces.	Oxyde de fer et de manganèse,	0,0050	38,6260
Martigny.	Phosphate terreux, sesqui-oxyde de fer, etc.,	0,1700	Oxyde de fer, phosphate, etc.,	0,1700	2,5960
Montecatini.	Phosphate de chaux, oxyde de fer, etc.,	0,0220	Oxyde de fer, phosphate, etc.,	0,0220	13,3650
Nabias.	Phosphate terreux, oxyde de fer, etc.,	0,0540	Oxyde de fer, phosphate, etc.,	0,0540	0,5757
Ofen (Bude).	Phosphate de fer et alumine,	0,0051	Phosphate de fer et alumine,	0,0051	14,8439
Petershall.	Phosphate d'alumine,	0,0071	Bicarbonate de fer,	0,0461	3,0948
Pierrefonds.	Phosphate terreux, acide crénique, etc.,	0,080	Bicarbonate de fer, avec crénate,	0,1390	1,7090
Plombières.	Phosphate terreux,	très sensible.	Oxyde de fer,	très sensible.	0,2838
Pougues.	Phosphate de chaux et d'alumine,	0,0300	Bicarbonate de fer,	0,0206	3,8349
Rennes-les-Bains.	Phosphate d'alumine ou de chaux, acide silicique,	0,0500	Oxyde de fer carbonaté et crénaté,	0,0030	0,6480
Rippoldsau.	Phosphate de chaux,	0,0177	Bicarbonate ferreux,	0,0592	5,5781

NOMS.	PHOSPHATES.		FER.		Principes fixes.
Roggendorf.	Phosphate et matière organique,	traces.	Carbonate de fer,	0,0260	13,9190
Royat.	Phosphate de soude,	0,0140	Bicarbonate de fer,	0,0250	4,0670
Id.	Phosphate de soude,	0,0020	Bicarbonate de protoxyde de fer,	0,0330	5,4360
Saint-Allyre.	Phosphate de magnésie et crénate de fer,	0,0462	Carbonate de fer,	0,0400	
Sainte-Claire.	Phosphate de soude,	0,0020	Carbonate de protoxyde de fer,	0,0280	4,7840
Saint-Christau.	Phosphate de chaux,	0,0026	Sulfate de fer,	traces.	0,4920
Saint-Dizier.	Phosphate d'alumine,	0,0200	Sesquioxyde de fer,	0,1100	0,5293
Saint-Galmier.	Phosphate soluble,	traces.	Bicarbonate de fer et manganèse,	0,0090	1,8860
Saint-Morritz.	Acide phosphorique,	0,0006	Carbonate de fer,	0,0043	1,7535
Saxon en Valais.	Phosphate terreux,	traces sensibles.	Sesquioxyde de fer,	0,0040	0,9480
Schlangenbad.	Phosphate de soude,	0,0005	»	»	0,3169
Schwalbach.	Phosphate de soude,	traces.	Bicarbonate ferreux,	0,0838	0,6060
Schwalheim.	Phosphate d'alumine,	0,0590	Carbonate de fer,	0,0083	2,6076
Seidschutz.	Phosphate de magnésie,	0,0020	Peroxyde de fer,	0,0020	16,8550
Seltz.	Phosphate de soude,	0,0460	Carbonate de fer,	0,0270	4,5730
Sierck.	Sous-phosphate de fer,	0,0180	Sous-phosphate de fer,	0,0180	12,3140
Soultzbad.	Acide phosphorique, oxyde de fer,	traces.	Oxyde de fer, acide phosphorique,	traces.	4,4170
Soultzbach (France).	Acide phosphorique, borique, etc.,	traces.	Bicarbonate ferreux,	0,0320	4,2910
Soultzbach (Allemagne).	Phosphate tri-basique de chaux,	0,00391	Bicarbonate ferreux,	0,00999	2,25209
Soultzmatt.	Acide phosphorique, alumine, peroxyde de fer,	0,0089	Peroxyde de fer, acide phosphorique,	0,0089	4,04601
Vals.	Phosphate terreux, alumine,	0,0110	Bicarbonate de fer,	0,0060	2,1510
Vittel.	Phosphaté, silice, alumine, oxyde de fer,	0,0470	Bicarbonate de fer,	0,0100	1,7590
Vichy (Célestins).	Acide phosphorique,	0,0500	Protoxyde de fer,	0,0040	4,0000
Weilbach.	Phosphate de chaux et d'alumine,	0,000481	Carbonate de fer,	traces.	1,504781
Wiesbaden.	Phosphate de chaux,	0,00039	Carbonate ferreux,	0,00565	8,77288
Wiessembourg.	Phosphate de chaux,	0,0090	Oxyde de fer,	0,0010	1,6030

Presque toutes ces localités comptent plusieurs sources phosphatées ferrugineuses, mais nous n'avons indiqué dans ce tableau que la source où les chiffres étaient les mieux accusés ou les plus forts ; du reste, nous le répétons, pour nous ces chiffres n'ont qu'une valeur relative.

LISTE DES BOUES MÉDICINALES PHOSPHATÉES-FERRUGINEUSES.

Driebourg.	Tœplitz.
Eissen.	Vrécourt.
Felstel.	Warmbrunn.
Gleisen.	Weissembourg.
Ischl.	Wiesbaden.
Kleinschirma.	Vick ou Wikquelle.
Meinberg.	Zaigon.
Stiben.	Zweckau.
Tatenhausen.	

et probablement quelques autres, dans lesquelles la présence des phosphates n'a pas encore été recherchée avec tous les soins désirables.

MM. Durand, Fardel, Lebret et Lefort, dans leur *Dictionnaire général des eaux minérales et d'hydrologie médicale*, disent : « L'existence des *phosphates* dans les sources minérales, prévue depuis longtemps, n'a été bien établie expérimentalement que par Berzélius, au sujet de son travail sur les eaux de Carlsbad. »

Ces sels ont été signalés dans les eaux minérales sans distinction de classe et d'origine, en proportion très minime, mais cependant pondérable. J'ajouterai que par contre l'arsenic et l'iode, quand ils existent, n'y sont pas en quantité pondérable ; que toutes ou presque toutes les eaux minérales qui renferment de l'acide phosphorique, renferment en même temps du fer ; que, d'après les chiffres inscrits dans les analyses, la quantité d'acide *phosphorique* paraît souvent égale et parfois même supérieure à la quantité de *fer*.

Je ne viens pas dire que les expérimentateurs ont exagéré le poids du fer, bien que, à la rigueur, la chose soit possible, portés comme ils devaient l'être à exalter les mérites des eaux ferrugineuses, mais je constate simplement qu'ils ont très souvent dosé le fer à l'état de bicarbonate de fer. Or :

L'équivalent du fer étant 350

L'équivalent de l'oxygène étant 100

L'équivalent du carbone étant. 75

Il en résulte que Fc O 2 C O² ou l'équivalent du bicarbonate de fer est de 1,000, ce qui revient à dire que sur 1,000 *grammes* de bicarbonate de fer, il n'y a réellement que 350 *grammes* de fer, c'est-à-dire un tiers.

Il nous reste, pour terminer ce travail, à présenter quelques conclusions.

CONCLUSIONS.

1° Un grand nombre d'eaux minérales sont en même temps phosphatées et ferrugineuses, c'est-à-dire qu'elles renferment du phosphore et du fer.

2° Le phosphore existe dans les eaux minérales en proportion bien plus considérable que l'arsenic et l'iode.

3° Il y a lieu de croire que le phosphore existe dans des eaux minérales où sa présence n'a pas encore été constatée.

4° Les effets curatifs obtenus par les eaux minérales peuvent être attribués avec autant de raison au phosphore qu'au fer, qui font tous deux partie de l'organisme (1).

---

(1) Voir les mémoires du Dr C.-L. Sandras : 1° sur *la Digestion et l'Alimentation* ; 2° sur le *Rôle des Phosphates dans l'organisme.*

84